MÉMOIRE

SUR LA

RUPTURE TRAUMATIQUE

DES PARTIES INTERNES DU CŒUR

AVEC OU

SANS LÉSION CORRESPONDANTE DES PAROIS

PAR

Le Dr TERRILLON

Agrégé à la Faculté de médecine,
Chirurgien des hôpitaux.

Les chirurgiens ont, de tout temps, étudié avec le plus grand soin les plaies du cœur. Un grand nombre d'exemples fournis par les tentatives de suicide, les assassinats, les duels et les accidents les plus divers, leur ont permis de décrire avec soin les variétés de ces plaies. Leur gravité relative, leur diagnostic et leur traitement ont particulièrement attiré l'attention; aussi, d'importantes monographies parmi lesquelles il suffit de citer celles de Sanson, de Jobert, de Jamain, ont permis à tous les cliniciens de se pénétrer des difficultés que présentent ces lésions dans la pratique ordinaire.

On peut donc dire qu'il y a peu de choses à ajouter actuellement à nos connaissances sur les plaies du cœur, qu'elles soient pénétrantes ou non pénétrantes, qu'elles s'accompagnent ou non de la présence d'un corps étranger dans les parois ou dans les cavités de l'organe.

Il n'en est pas de même d'un autre ordre de lésions, voisines des premières, mais produites par un mécanisme différent et s'accompagnant de signes plus obscurs, ce sont les contusions, les ruptures et les déchirures du cœur. Le plus souvent ces lésions n'étaient étudiées que superficiellement et passaient inaperçues pour la plupart.

Nous trouvons, cependant, un mémoire important de Dezeimeris (1), inséré dans les *Archives de médecine* en 1834, sur les ruptures du cœur. Mais il passe assez rapidement sur les ruptures traumatiques, dont il cite quelques exemples empruntés aux auteurs anciens pour s'occuper spécialement des ruptures spontanées.

Dans ces dernières années, on essaya de donner une analyse plus complète des lésions traumatiques du cœur, et nous voyons Fischer (2) s'efforcer, dans un mémoire récent, de combler cette lacune.

Enfin, Follin et Duplay, dans leur traité de *Pathologie externe*, décrivent dans un chapitre spécial les contusions et déchirures du cœur.

On pourra remarquer que c'est le premier ouvrage classique qui traite de ces lésions dans un chapitre spécial et suffisamment complet.

Ces auteurs ont surtout insisté sur les contusions et déchirures du cœur et du péricarde sans plaies extérieures. Ils ont décrit également des déchirures plus ou moins étendues d'une paroi d'une des cavités du cœur avec ou sans rupture du péricarde.

Fischer a même cité cinq observations de rupture du péricarde sans lésions du cœur. Tous ces faits sont bien établis et accompagnés d'observations concluantes.

Mais il existe une troisième catégorie de lésions trauma-

---

(1) *Arch. gén. de méd.*, 1834, t. V, p. 531.
(2) *Die Wunden des Herzens.* (*Arch. für Klinische Chirurgie*, t. IX, p. 571.)

tiques du cœur, sur lesquelles il est nécessaire d'attirer l'attention. Plus rares que les précédentes, plus profondes, puisqu'elles atteignent les parties internes du cœur, elles reconnaissent toujours pour causes des traumatismes violents ou des plaies étroites mais profondes. Souvent elles passent inaperçues, parce qu'elles accompagnent d'autres désordres qui, par eux-mêmes, entraînent la mort; quelquefois elles peuvent par elles seules, amener également des accidents mortels.

Il s'agit de la rupture des cordages, piliers, valvules ou cloisons situés dans l'intérieur des cavités cardiaques, alors que, le plus souvent, il n'existe pas de lésions de la paroi, capables par elles-mêmes, d'entraîner des accidents ou la mort.

Ces désordres profonds, qu'il est souvent difficile de soupçonner pendant la vie, peuvent provoquer des accidents variés sur lesquels nous insisterons plus tard.

Mais on peut ajouter que si les parois du cœur sont elles-mêmes intactes ou n'ont subi que des lésions insignifiantes, ordinairement la paroi thoracique ou les organes voisins ont été plus ou moins lésés.

Les fractures des côtes ou des cartilages costaux, l'enfoncement du sternum, la pénétration de projectiles de nature variée, telles sont les lésions qui accompagnent ordinairement les ruptures des parties internes du cœur.

Ces ruptures reconnaissent en effet pour cause habituelle une contusion violente de la cage thoracique, qui produit des désordres superficiels plus ou moins marqués. Une plaie ayant intéressé les parties profondes et n'ayant pas laissé de traces sur la partie cardiaque, peut produire des effets analogues.

Le hasard de la clinique m'a fait rencontrer un cas de rupture des parties internes du cœur, qui offre par lui-même un certain intérêt. En y joignant plusieurs autres cas que j'ai trouvés dans les auteurs, je vais essayer de faire l'histoire de cette variété assez rare et assez obscure de lésions traumatiques du cœur.

La première observation que j'ai rencontrée est due à

Prescott-Hewitt, chirurgien de l'hôpital Saint-Georges.

Cette observation avait été publiée par l'auteur dans le *London medical Gazette*, 1847; et elle fut présentée, de la part de l'auteur, devant la *Société de chirurgie* de Paris, par Giraldès, le 4 mai 1853. En voici le résumé :

Obs. I. — Il s'agit d'un enfant de 12 ans, qui fit une chute d'un lieu élevé, et mourut quatre heures après l'accident.

A l'autopsie, on ne trouve aucune lésion extérieure sur les parois thoraciques. La péricarde et sa cavité sont intacts.

A la partie antérieure et supérieure de la région ventriculaire, dans un point qui correspond à la partie supérieure de la cloison inter-ventriculaire, à un pouce et demi au-dessous de l'origine des artères, on trouve une ecchymose de un pouce de diamètre. Le sang est épanché sous la séreuse qui est intacte. Cette ecchymose correspond à une déchirure légère de la paroi cardiaque, qui se continue sur la partie supérieure de la cloison et établit une communication entre les deux ventricules. On trouve des ecchymoses sur d'autres points de la surface interne du cœur. Dans le ventricule gauche *deux colonnes charnues* sont déchirées. On constate aussi quelques contusions sur le cerveau et le crâne.

On peut considérer cette observation, comme fournissant le type de ces lésions internes ne s'accompagnant pas de désordres extérieurs et entraînant la mort rapidement. L'autopsie seule permit de reconnaître les lésions cardiaques, surtout parce que l'examen fut pratiqué avec soin. Nous verrons plus tard combien la pratique de la médecine légale peut bénéficier de la connaissance de ces faits, qui prouvent que la mort peut survenir à la suite d'un traumatisme portant sur la paroi thoracique, alors que la cause réelle de cette mort rapide peut facilement échapper aux recherches incomplètes. — Une seconde observation est due au Dr Bentley-Tood, professeur au King's college Hospital :

Obs. II. (Résumé). — *Rupture des cordons tendineux de la valvule tricuspide indépendante de toute altération pathologique.*

Homme âgé de 41 ans. Trois ans auparavant (nov. 1844) il avait reçu un coup de poignard au-dessous de la mamelle gauche. Une hémorrhagie abondante avait été la conséquence la plus grave de cette blessure.

Depuis cette époque, il eut les symptômes d'une affection cardiaque dont il mourut après trois ans.

L'autopsie démontra que le cœur était très-hypertrophié. Les cavités droites étaient dilatées, ainsi que les gauches. Les valvules du cœur gauche étaient intactes ainsi que celles de l'artère pulmonaire. La valvule tricuspide présentait ce qui suit : Son segment antérieur le plus large, celui qui sépare l'infundibulum de la portion auriculaire du ventricule, pendait librement dans la cavité ventriculaire. Il ne restait adhérent qu'à sa base, vers la zone fibreuse auriculo-ventriculaire. Tous les cordons fibreux du bord libre étaient rompus, d'où résultait un aspect frangé du bord libre. Les colonnes charnues étaient affaissées et atrophiées.

Les bords de la valvule n'étaient épaissis en aucun point de son étendue, pas même au niveau des cordons déchirés ; seulement le bout de ces cordons, soit du côté de la valvule, soit du côté de la colonne charnue, présentait de petits renflements semblables à ceux qu'offrent les extrémités des nerfs d'un moignon amputé.

L'aorte et ses branches étaient très petites, leurs parois très-minces, au point qu'on eût pu les confondre avec l'artère pulmonaire. Comme on le voit, l'atrophie des colonnes charnues du ventricule droit semble prouver que la rupture datait de loin, et très-probablement de l'époque où le malade avait reçu le coup de poignard dans la poitrine.

Le renflement des extrémités tendineuses indique aussi un travail de réparation, qui n'a manqué son effet que parce que les extrémités divisées n'ont pas été maintenues dans un contact parfait et continuel. (*Dublin Quaterly Journal of. méd.*, an. 1848) (1).

On trouve également, dans le mémoire de Dezeimeris, une observation dans laquelle, outre la rupture peu étendue, de la paroi antérieure de l'oreillette droite, il y avait une rupture incomplète de l'orifice auriculo-ventriculaire du même côté (*loc. cit.* p. 506).

Obs. III. — Un jeune homme robuste, âgé de 21 ans, vou-

---

(1) Obs. reproduite dans *Arch. gén. de Méd.*, 4ᵉ série, T. XVII, 1848, p. 217.

.lant retenir un cheval qui s'échappait, reçut un violent coup
de pied sur la poitrine ; il fut renversé a plusieurs pieds en
arrière. Il se releva cependant, enfonça son chapeau sur sa
tête, fit plusieurs pas vers l'écurie et tomba mort. Les tégu-
ments ne portaient aucune trace du coup qu'il avait reçu. Le
sternum était fracturé transversalement à quatre pouces et
demi au-dessus de l'appendice xiphoïde. Le fragment inférieur
était déprimé. Il n'y avait dans le médiastin qu'une légère
ecchymose et nul épanchement dans la poitrine. Le péricarde
était rempli de sérum jaunâtre et de sang coagulé. On trouva
à la partie antérieure de l'oreillette droite, une rupture d'un
demi pouce d'étendue. Il y avait en outre une rupture incomplète du pourtour de l'orifice auriculo-ventriculaire du même
côté, et enfin une troisième fissure sur la cloison qui ferme le
trou de Botal. Toutes ces lésions sont décrites avec soin et re-
présentées par une bonne figure (Ludwig. *Adversario medico
practica*, T. I, p. 134. La même observation avait déjà été publiée dans l'excellente dissertation de Dieteric Mummissen ;
De corde rupto. Leipzig, 1764, in-4°.)

L'observation qui m'est personnelle est particulièrement
intéressante ; aussi, je la donnerai dans tous ses détails.
La pièce pathologique a été présentée devant la *Société
anatomique* (séance du 13 avril 1877, page 332).

Obs. IV. — Le malade, âgé de 48 ans, est apporté à l'hôpital
à 6 h. 1/2 du matin. Voici les renseignements qu'on peut
avoir et qu'il donne lui-même sur la façon dont il s'est
blessé : Un tube de métal de 2 cent. de diamètre dont il avait
soudé une extrémité, avait été rempli de poudre et de projectiles divers, pour la plupart des lingots de fer. L'extrémité fer-
mée de ce tube avait été placée sur un brasier pendant que
l'autre extrémité était maintenue par le malade sur le côté
gauche de la poitrine.

La chaleur du foyer enflamma la poudre, l'explosion eut
lieu en faisant éclater une partie du tube métallique, mais un
projectile assez volumineux pénétra dans la poitrine.

Ceci se passait à 5 heures du matin.

A son entrée à l'hôpital, le malade pouvait encore se tenir
debout, marcher, monter lui-même sur son lit, malgré la dif-
ficulté extrême de la respiration.

En l'examinant, on constate du côté gauche de la poitrine
une blessure large et pénétrante ; un orifice permettant le
passage du pouce, correspond à l'extrémité antérieure de la

septième côte. Cette dernière est détruite à ce niveau. Un peu plus haut que celle-ci se trouve une plaie beaucoup plus petite, pénétrante également ; enfin une troisième plaie ne comprenant que la peau est située immédiatement au-dessus de la précédente. La peau est brûlée, noircie sur une étendue de 2 à 3 cent. autour de la plaie.

La plaie laisse sortir une certaine quantité de sang rouge, qui vient certainement de la cavité pleurale, car l'écoulement n'est pas continu, mais succède aux efforts d'expiration, aux déplacements latéraux. L'anxiété est extrême, le décubitus impossible, le malade ne peut garder que la position assise. Le pouls est très-petit, fréquent, et les battements du cœur s'entendent au niveau du sternum.

A la visite du matin, 9 h., je trouve le malade plus anxieux, répondant difficilement aux questions, les linges qui l'entourent sont inondés de sang. Le pouls est perceptible, et les battements du cœur faciles à entendre.

L'écoulement de sang intermittent a toujours lieu par la plaie, et on cherche en vain une blessure de l'artère intercostale. Il est plus que probable que le sang vient d'une plaie du poumon ou d'une lésion plus profonde.

Toute intervention chirurgicale active étant impossible dans ce cas, je porte un pronostic fatal. En effet, le soir même, à 5 heures, le malade meurt autant par asphyxie que par perte abondante du sang, qui n'a cessé de couler jusqu'à sa mort.

AUTOPSIE faite 36 heures après. — Nous passerons rapidement sur les détails de l'autopsie pour arriver de suite à la lésion principale sur laquelle l'attention doit être attirée, c'est-à-dire la lésion du cœur.

Hernie complète de l'estomac à travers une perforation complète du diaphragme.

L'estomac occupe donc une grande partie de la cavité pleurale gauche. Vers sa partie supérieure, il présente une éraillure avec contusion de sa paroi sans perforation, et avec effusion sanguine dans l'épaisseur des tuniques. Il est évident que la paroi de l'estomac a été atteinte ou effleurée par le projectile qui a traversé obliquement la cavité thoracique en allant de l'extrémité osseuse de la deuxième côte gauche, à la partie latérale gauche de la colonne vertébrale.

La base du poumon gauche a été traversée de part en part, et très-obliquement, aussi est-elle le siége d'un épanchement sanguin interstitiel considérable. La cavité pleurale contient du sang et de l'air.

Sur la partie latérale gauche de la colonne rachidienne, on trouve un orifice irrégulier avec esquilles, allant à une faible

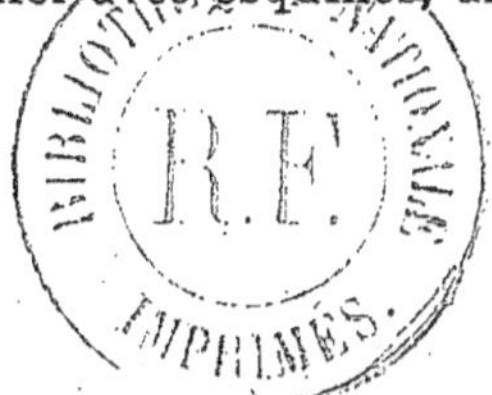

profondeur, puisque la vertèbre n'est pas traversée et que le canal rachidien est intact.

Malgré tout le soin que nous avons mis à rechercher le projectile celui-ci n'a pu être retrouvé. On pourrait supposer, pour expliquer ce fait étrange, que le projectile insuffisamment fixé en ce point, est retombé dans la cavité pleurale, d'où il aura pu sortir par la plaie, ou être enlevé avec le sang et les caillots contenus dans la plèvre au moment de l'autopsie.

L'extrémité supérieure de la rate est réduite en bouillie, on trouve du sang autour d'elle, mais sans qu'on puisse affirmer que c'est le projectile qui l'a atteinte directement, car on peut supposer également qu'elle a été contusionnée violemment par l'enfoncement des côtes.

Le cœur est fortement refoulé à droite sous le sternum. Le péricarde contient un peu de sérosité sanguinolente. Enfin on trouve dans le cœur lui-même une lésion très-curieuse.

Sur la paroi antérieure du cœur gauche, dans le voisinage de la pointe, existe une ecchymose étendue, sans rupture de la séreuse. A ce niveau, on trouve une contusion intersti-tielle avec infiltration sanguine abondante atteignant l'endo-carde, mais sans solution de continuité.

Dans le ventricule, on constate que la pointe est occupée par un caillot plus gros que le pouce, flottant dans la cavité par un sommet irrégulier et adhérent par sa base à la pointe du ventricule. Après l'avoir enlevé, les piliers apparaissent rupturés et flottants. C'est évidemment la cause du dépôt abondant de fibrine. Enfin, quelques cordages fins de la valvule auriculo-ventriculaire sont également brisés.

Les points les plus saillants de cette observation demandent à être discutés avec soin :

1° Dans ce cas, il est évident que la contusion du cœur n'a pas été produite directement par le corps étranger, qui, étant entré par la paroi latérale du thorax, en dehors de la pointe du cœur, avait traversé le poumon pour venir se loger dans la partie latérale de la colonne vertébrale. Le péricarde n'étant pas déchiré, il est certain que la pointe du cœur a été contusionnée par les côtes et les cartilages costaux, violemment repoussés en arrière au moment où ils furent traversés par le projectile. Le mécanisme a donc été ici le même que dans le cas de rupture des parois du cœur à la suite de contusion du thorax sans plaie extérieure, comme on en trouve une série d'exemples dans les mémoires de Dezeimeris et de Fischer.

2° On doit noter également l'étendue de l'ecchymose du ventricule, arrivant jusque sur l'endocarde, sans que le péricarde viscéral ait été brisé.

3° La rupture des colonnes charnues de la pointe du cœur gauche, qui paraissait produite ici par le mécanisme des contusions profondes.

4° Un point intéressant à signaler également est le dépôt rapide et abondant de caillots fibrineux au niveau des ruptures. En effet, le malade n'ayant survécu que dix heures à sa tentative de suicide, un caillot presque entièrement fibrineux, plus gros que l'extrémité du pouce, a pu se former à la pointe du cœur gauche.

On comprend que ce caillot, dont une partie flottait dans le ventricule, aurait pu devenir une cause de mort ultérieure, si les autres désordres du côté de la cavité thoracique et abdominale n'avaient entraîné la mort.

5° Enfin, nous pourrons noter également comme un phénomène curieux le peu d'action immédiate de cette lésion étendue sur le fonctionnement du cœur. En effet, l'examen du pouls et l'auscultation du cœur, que j'ai pratiqués avec soin, ne m'avaient rien dénoté d'anormal trois heures après l'accident. Cette absence de désordres doit être rapprochée d'une observation du professeur Richet, qu'il intitule : « Nouvel exemple de tolérance du cœur pour le traumatisme. »

M. Richet avait été frappé de ce fait que le cœur peut continuer à battre régulièrement et sans trouble apparent, malgré une lésion assez étendue. Aussi a-t-il signalé cette tolérance du cœur dans l'observation suivante (1) :

Obs. V. — *Contusion violente du cœur sans que cet organe en ait paru ému.*

Un homme venait de se tirer un coup de revolver dans la région du cœur. L'orifice d'entrée est étroit, on ne trouve pas

---

(1) Richet. — *Gaz. des Hôp.*, 1874, p. 314, 315.

d'orifice de sortie ; la balle est logée vers la colonne vertébrale. — Le poumon est perforé. — Le cœur battait avec sa régularité et sa force ordinaires.— L'orifice d'entrée existait au niveau de la pointe. — La mort survint après quelques heures par hémorrhagie.

A l'autopsie, on constate une fracture de côte. La balle a traversé la plèvre et le péricarde de part en part, au niveau de la pointe du cœur, qui elle-même était le siége d'une petite plaie contuse. On trouve dans le péricarde une cuillerée à café de sang. Autour de la plaie du cœur existent les traces d'une contusion plus étendue de la surface des ventricules, produite sans doute par la percussion de la côte violemment enfoncée au moment de sa perforation par la balle. Le poumon est traversé.

Cette observation présente une certaine analogie avec celle que j'ai rapportée, au point de vue de la cause. M. Richet n'hésite pas à attribuer à l'enfoncement brusque de la côte, l'ecchymose étendue de la paroi ventriculaire.

Telles sont les lésions des parties internes du cœur qui peuvent succéder à un choc atteignant la paroi de l'organe ; elles peuvent être très-variées, ainsi qu'on peut le penser en examinant le nombre des cordages, piliers et valvules.

Le mécanisme de ces désordres est souvent difficile à démontrer, au moins dans un grand nombre de cas. Cependant, quand un instrument piquant et tranchant traverse la paroi du cœur pour atteindre les parties profondes, on comprend que les choses ont dû se passer de la façon suivante : La pointe de l'instrument pénètre dans le cœur et sectionne la valvule ; mais cette lésion n'étant pas immédiatement incompatible avec la vie, l'orifice de la paroi s'obture, se cicatrise, et la lésion interne persistant seule, il s'établit une insuffisance valvulaire.

De là l'évolution d'une affection cardiaque, dont les symptômes sont faciles à percevoir, et qui entraîne la mort après quelques années.

Le mécanisme des ruptures profondes est plus obscur, et il serait difficile de le discuter avec fruit, en présence des cas complexes qui peuvent se présenter. Nous voyons, en effet, tantôt la rupture n'être qu'une propagation de la lésion de la paroi ventriculaire, tantôt, au contraire, les cordages ou la cloison être brisés seuls et sans intermédiaire avec la partie lésée de la paroi ventriculaire. On peut, cependant, faire quelques hypothèses capables d'expliquer ces faits. Mais il est nécessaire de supposer le cœur placé dans deux conditions physiologiques toutes différentes, qui sont : l'état de contraction et l'état de relâchement.

Si le cœur est en contraction au moment où sa paroi est atteinte par un choc violent, celle-ci pourra se rompre au niveau du point percuté, absolument comme un autre muscle ou comme un autre organe, tels que le foie ou la rate.

La rupture, ainsi produite, pourra se propager dans la profondeur et atteindre la cloison interventriculaire ou les piliers. Cette rupture, se faisant de proche en proche dans un tissu sain, au moment d'une contraction qui le rend rigide, s'explique donc facilement.

On peut de même se rendre compte des lésions profondes qui ne portent que sur les cordages, valvules ou cloisons, alors que la paroi a elle-même échappé à la solution de continuité. Le point percuté de la paroi cardiaque peut, à cause de son épaisseur, n'avoir subi qu'une contusion marquée par une ecchymose mais sans solution de continuité. Les parties sous-jacentes en connexion avec la paroi subissent, au contraire, un ébranlement plus intense, ébranlement qui dépasse leur force de résistance et produit une rupture de la partie.

Je crois qu'on peut ainsi se rendre compte de la lésion des piliers du sommet de la cavité ventriculaire trouvée sur le sujet de mon observation (obs. IV); il n'y avait ici qu'une ecchymose dans la paroi ventriculaire, laquelle avait résisté au choc.

Quant aux ruptures d'une valvule ou de la cloison qui sépare les cavités, lorsqu'elles ne paraissent pas communiquer avec une lésion semblable de la paroi, on peut, je crois, les expliquer par un autre mécanisme.

Les cavités du cœur sont, comme on sait, remplies de sang à un moment donné, celui qui précède immédiatement la contraction ou systole. A ce moment précis, la cavité n'est en communication que par un de ses orifices avec les cavités voisines.

L'autre orifice est, au contraire, obturé par une valvule plus ou moins résistante. Or, si à ce moment un choc violent atteint la paroi du cœur et la refoule violemment, le sang, pressé de toutes parts dans cette cavité, et ne trouvant dans l'orifice resté libre qu'un écoulement insuffisant, pressera avec violence contre la valvule obturatrice. Celle-ci n'étant pas assez résistante pour recevoir un choc brusque et violent, dont la force dépasse de beaucoup la force ordinaire de la contraction cardiaque, se brisera, dans une étendue plus ou moins grande.

La cloison interventriculaire ou auriculaire pourra subir la même lésion, en supportant un choc analogue de la part du liquide incompressible situé dans la cavité, quand il cherche à s'échapper violemment. Enfin les cordages et les piliers qui les supportent auraient à supporter une traction violente au moment du choc que reçoit la valvule correspondante et pourraient se rompre également.

On peut facilement se figurer les variétés des désordres qui peuvent se produire par ce mécanisme. Enfin, cette rupture indirecte pourrait encore se produire par le mécanisme indiqué par Chaussier (1). Pour lui, l'aorte étant fortement comprimée par une pression énergique appliquée sur le thorax, le sang s'accumule dans le ventricule et l'oreillette gauches et peut déterminer leur rupture par excès de distension. Il fit même une expérience qui pouvait servir à expliquer cette théorie. Un chien, auquel il avait lié l'aorte, eut une rupture du ventricule et de l'oreillette gauches.

Pour terminer cette discussion toute hypothétique, nous pouvons donc admettre que l'état de relâchement des pa-

---

(1) Chaussier. *Mém. de l'Acad. roy. des sciences*, 1784, p. 51.

rois du cœur ou de diastole, prédisposerait à la rupture des valvules et cordages par la pression excentrique du sang contenu dans la cavité au moment du choc. La systole, au contraire, prédisposerait, à cause de la rigidité qu'elle donne à la totalité du muscle cardiaque, aux ruptures de la paroi, se communiquant par ébranlement aux piliers ou cloisons, ou même à la rupture de ces derniers, alors que la paroi elle-même ne présente que les traces d'une ecchymose par contusion simple.

Telles sont les différentes hypothèses qu'on peut raisonnablement faire pour expliquer ces désordres profonds.

J'ai déjà fait pressentir, à propos des observations que j'ai publiées, comment les ruptures des parties internes du cœur peuvent par elles-mêmes, et indépendamment des lésions des parois, amener des accidents mortels. Je n'insisterai pas longuement sur ce point, car ces désordres secondaires peuvent se résumer en deux points. Si les valvules ou les cloisons sont rupturées de façon à permettre une communication entre deux cavités qui devaient rester isolées , la circulation pourra être considérablement gênée. Il faudra aussi tenir compte du mélange des sangs veineux et artériel qui se produira lorsque les cloisons inter-ventriculaire et inter-auriculaire seront perforées.

Il pourra se produire une poche anévrysmale, si on suppose qu'une partie de la paroi étant déchirée dans une faible étendue, le sang s'insinue petit à petit dans cette cavité, pour l'élargir et former un diverticule.

Quant aux déchirures des cordages ou des piliers, elles peuvent, à cause de l'irrégularité de leurs surfaces, qui seront en contact avec le sang, amener la formation de caillots fibrineux, qui deviendront le point de départ d'embolies mortelles.

En un mot, la mort peut survenir à la suite d'une plaie ou d'une simple contusion de la poitrine dans la région du cœur, et cela par le fait d'une lésion interne de ce dernier organe.

Je pourrais terminer cette énumération des accidents qui peuvent succéder à ces désordres profonds du cœur, par quelques considérations sur les applications à la médecine légale. Mais ce serait m'éloigner de mon sujet, car je n'avais pas d'autre but que d'attirer l'attention sur ces faits, rares il est vrai, mais dont l'utilité, au point de vue de l'anatomie pathologique et du pronostic ultérieur des contusions ou des plaies de poitrine dans la région du cœur, ne saurait être niée. J'ajouterai seulement que dans le cas d'une lésion possible dans cette région, on ne devra jamais négliger de pratiquer avec soin l'examen des cavités cardiaques ; peut-être trouvera-t-on ainsi la cause de quelques morts rapides et inattendues succédant à des traumatismes d'apparence bénigne portant sur la cage thoracique.

En résumé : malgré le manque de précision dans le mécanisme, on peut voir, en lisant les observations précédentes, que les contusions du cœur, qui sont ordinairement dues à des causes indirectes, peuvent produire trois sortes de lésions :

1° Des déchirures de la paroi plus ou moins étendues, telles qu'elles ont été décrites par les auteurs classiques et qui entraînent la mort assez rapidement ;

2° Des contusions et des ecchymoses de la paroi cardiaque analogues à celles qui se produisent dans d'autres points, et qui semblent n'avoir pas une grande influence sur les mouvements du cœur ;

3° Une rupture interne comprenant une valvule, les cordages, les piliers ou même les cloisons. Ces dernières variétés de lésions, sur lesquelles j'ai désiré appeler spécialement l'attention, peuvent laisser également intact le fonctionnement du cœur, au moins pendant un certain temps.

Mais il est facile de voir que ces lésions doivent être difficilement compatibles avec un fonctionnement prolongé ; soit par le fait de l'insuffisance d'un orifice si la valvule est brisée ; soit par le mélange des deux sangs, si une cloison est brisée ; soit enfin par embolie, si des caillots déposés au niveau des points rupturés viennent à se détacher.

Il ne faut pas oublier que ces différentes lésions traumatiques peuvent se combiner entre elles, comme je l'ai montré dans une des observations.

Enfin, l'examen des cavités cardiaques devra toujours être pratiqué avec grand soin, lorsque à la suite d'une contusion, d'une fracture ou d'une plaie de la paroi thoracique avoisinant le cœur, la mort est survenue sans que les phénomènes ordinaires puissent l'expliquer. Quelquefois, on pourra trouver ainsi une lésion interne qui expliquera la mort.

VERSAILLES. — CERF ET FILS, IMPRIMEURS, 59, RUE DUPLESSIS